Vivre heureux sans maladie

« Les arcanes du bien-être révélés »

Founyaféhé OUATTARA

Vivre heureux sans maladie

SOMMAIRE

AVANT-PROPOS 3
INTRODUCTION 8
   1) Quelques définitions 9
   2) Objectifs du livre 11
   3) Bonnes pratiques 14
PREMIERE PARTIE : VIVRE SANS MALADIE .. 20
Chapitre 1 : Secrets d'une vie sans maladie ... 21
Chapitre 2 : Comprendre l'autophagie 31
Chapitre 3 : Augmenter ses télomères 46
Conclusion partielle 55
DEUXIEME PARTIE : VIVRE HEUREUX 57
Chapitre 1 : S'élever au-delà du moi 59
Chapitre 2 : Être sensible à la vie 72
Chapitre 3 : Se libérer de l'esprit 77
Conclusion partielle 90
CONCLUSION GENERALE 92

AVANT-PROPOS

Un grand sage[1] a dit que celui qui se dit maître ou gourou en ayant la prétention de donner un enseignement aux autres, doit d'abord commencer par son auto-éducation. J'ai certes accompli une auto-éducation mais je ne suis le maître ou le gourou de personne. J'écris ce livre dans le but de faire connaître, faire faire connaître et susciter un intérêt pour certaines informations peu connues, et de partager une expérience vécue grâce à un savoir acquis par sagesse. Il existe certainement une nuance ou une petite frontière entre être sage et avoir la sagesse. Quand vous êtes sage, cela signifie que vous incarnez la sagesse ; quand vous avez la sagesse, cela veut dire que la sagesse est venue vous habiter. Pour ce qui me concerne,

---

[1] Quand j'utilise le terme sage ou grand sage dans ce livre, cela renvoie à une personne réelle ou imaginaire ou encore un moyen par lequel je m'exprime.

être sage ou avoir la sagesse implique que vous savez que vous n'êtes rien en comparaison à l'univers dans son infini. Cependant, si vous connaissez l'amour, vous saurez que vous êtes tout. Sage veut ainsi dire je sais que je ne suis rien et je ne sais rien, et Amour veut dire je suis un et je suis en même temps tout.

Ce livre s'adresse à des personnes ayant pour volonté de développer certaines capacités afin d'atteindre un état de bien-être physique et moral. Sachez que si vous lisez présentement ce livre, cela signifie qu'il vous est forcément destiné ou que vous devez le transmettre à une autre personne dès lors qu'il est avéré que votre disposition intérieure ne vous permet pas de faire l'expérience qui en ressort. Ici, il n'y a pas de remèdes abracadabras. Il s'agit d'appliquer des conseils et pratiques pour atteindre certains résultats. Si vous pratiquez bien en respectant les conseils, vous aurez forcément un résultat, satisfaisant ou pas satisfaisant, vous en aurez un sûrement. Il faut donc bien s'imprégner des informations contenues dans ce livre avant d'essayer de les mettre en pratique. Je vous conseille donc de relire certaines parties si nécessaire, afin de mieux comprendre leur signification. Simplifiez-vous la vie avec ce livre qui révèle des informations importantes et avérées quant à la possibilité de vivre une vie heureuse et sans maladie. Vous voulez que la vie soit facile pour vous, alors faites les choses simplement. C'est tout l'intérêt de ce livre : simplicité, compréhension et pratique facile. Quoique votre esprit vous ait dit auparavant, sachez que dès cet instant, cela est possible.

Je vous conseille aussi d'aller au-delà de ce livre en appliquant tout ce que vous aurez reçu comme conseil ou information à tout moment et à chaque étape de votre vie. Cela vous aidera certainement dans votre quête d'une meilleure santé et d'un bien-être au quotidien, et bien d'autres choses. Avant de continuer votre lecture, je vous encourage à plus de concentration et plus de présence. Considérez que d'une certaine manière, les choses les plus importantes pour vous à cet instant sont la lecture de ce livre et la compréhension que vous en aurez. Un petit exercice maintenant : notez et retenez bien la date et/ou l'heure à laquelle vous commencerez à lire l'introduction de ce livre.

INTRODUCTION

1) Quelques définitions terminologiques

Pour vous situer dans le contexte de ce livre, il est d'abord nécessaire de procéder à certaines définitions et ensuite développer certains conseils sur la base d'arguments et d'exemples. Je vais faire les choses simplement : vivre heureux veut dire ne pas vivre mal heureux, vivre sans maladie veut dire ne pas vivre avec maladie, et enfin bien-être veut dire absence de mal-être. Dans une certaine mesure, vivre heureux veut dire que vous êtes en harmonie avec tout et que votre énergie vitale est devenue agréable.

Le bien-être peut renvoyer principalement à deux désignations, à savoir le bien-être physique et le bien-être psychologique. Pour le bien-être physique, on peut dire qu'il se définit par la sensation d'une bonne santé physiologique générale. Quant au bien-être psychologique ou encore bien-être mental, il s'apprécie généralement de façon personnelle et subjective. Cette appréciation vient souvent de perceptions ou de satisfactions financières, sentimentales, professionnelles ou de diverses autres satisfactions, mais aussi de l'absence de troubles mentaux. Naturellement, le bien-être s'oppose ainsi au mal-être qui illustre en effet la situation contraire.

Cette approche définitionnelle permet de comprendre le cadre de ce livre traitant à la fois ces deux aspects du bien-être, à savoir vivre sans maladie (bien-être physique) et vivre heureux (bien-être psychologique).

2) Les objectifs de ce livre

Pendant longtemps vous avez toujours cru que la possibilité de vivre durant toute une vie sans maladie était utopique. Je fus dans la même situation que vous jusqu'à ce que je sache tout ceci. Presque toutes les civilisations à travers le monde enseignent la connaissance de soi afin d'atteindre un certain niveau d'éveil. Cet éveil permettait et permet encore pour ceux qui ont cette connaissance, de maîtriser le mécanisme de fonctionnement du corps et du mental pour vivre en joie totale et aussi pour prévenir et éviter plusieurs maladies, sans intervention de la médecine.

De nos jours, il est très fréquent de consulter

un médecin ou encore se rendre directement en pharmacie pour acheter des médicaments dès lors qu'on a un petit malaise. Cette époque est maintenant révolue parce que ce livre permet de découvrir les plus précieux conseils pour mener une vie épanouie en étant toujours en bonne santé. Vous aurez les informations qu'il faut pour mener une vie simple sans aucune complication que ce soit. Ce livre est donc un guide pour vous conduire vers un chemin sans doute meilleur que celui sur lequel vous êtes actuellement. Dans ce livre, il sera question de contribuer à l'amélioration de vos conditions et gestes de vie quotidienne. Ce livre est bref et précis, et il détaille clairement et simplement les meilleurs conseils et gestes à appliquer tous les jours pour avoir une santé de fer, et de ce fait, pouvoir prolonger la durée de sa vie, tout en étant heureux.

Il est apparu nécessaire d'écrire un livre court qui sera une référence, et permettra aux lecteurs de comprendre de façon simple et d'appliquer convenablement les conseils qui en ressortent. Ici, vous trouverez tout ce dont vous avez besoin pour vous construire une vie saine, pleine et épanouie. Vous découvrirez des informations et des conseils dont vous n'en n'aviez pas certainement connaissance. Ce livre vous permettra de chercher au fond de vous, la force indéniable pour d'une part créer un changement positif en vous et d'autre part, autour de vous. Là, vous vous dites sûrement que je suis en train de parler de choses fantasmatiques ; mais ne vous méprenez pas, tout ce que je relate dans ce livre a été prouvé et déjà fait avant vous.

Aujourd'hui, l'un des plus grands pouvoir du monde est la détention de l'information. Donc, d'une certaine manière, celui qui a l'information a aussi le pouvoir. En réalité, le pouvoir ne doit pas être quelque chose que l'on utilise pour être au-dessus des autres. Pouvoir veut dire avoir la possibilité de faire ou de ne pas faire quelque chose. Le pouvoir, quand il est bien utilisé, doit servir les autres et non pas les asservir. Mon but ici est de partager certaines informations et pratiques pour que tout le monde puisse les appliquer et en tirer un bénéfice énorme.

3) **Les bonnes pratiques**

Il sera question dans ce livre de montrer les gestes quotidiens qui sauvent et garantissent une bonne santé tout au long de votre vie. Ces pratiques, dès lors que vous commencerez à les appliquer, vous feront complètement changer et vous gagnerez en vitalité et longévité. Il s'agira de montrer comment certaines personnes les ont appliquées et ont obtenu des résultats plus que satisfaisants. Vous verrez comment la sensibilité à la vie permet de vivre de façon heureuse quotidiennement, lorsque vous êtes en harmonie avec l'environnement et en union avec tous les éléments de la nature, car tout ce qui est naturel vit comme vous et dégage donc des énergies et des vibrations autant que vous. Il suffit de prendre conscience de cela pour le vivre pleinement. Et la prise de conscience implique d'abord un processus d'élévation, qui n'est rien d'autre que l'élévation au-delà du moi. De cette élévation, vous atteindrez certainement un état dans lequel vous serez sensible à la vie et libérez de la structure du mental.

Le respect de l'environnement et de la nature est donc très important pour s'imprégner en la vie et observer l'immensité de sa splendeur. En effet, on ne peut pas détacher l'humain de l'univers car il est dans l'univers et l'univers est en lui. Vous êtes donc une partie visible d'un Grand-tout infini car ce Grand-tout n'est pas sans vous et vous n'êtes pas sans ce Grand-tout. Vous êtes en lui et lui se confond en vous car sans vous, il n'est pas complet et sans lui, vous ne l'êtes pas également. La meilleure manière de comprendre cela est de se poser la question suivante : Qui suis-je ? Si vous répondez par votre nom ou prénom ou encore un titre quelconque (diplôme ou fonction), alors vous n'avez pas encore compris. Qui cherche trouve, je vous laisse donc chercher. Cependant, si vous êtes patient, peut-être que vous trouverez comme des chercheurs qui cherchent et qui trouvent. Si vous ne cherchez pas, peut-être aussi que vous trouverez.

Depuis des centaines de milliers d'années, et aux origines même de l'humanité, l'Homme a toujours su faire face au manque mais pas à l'excès. Ce que nous remarquons aujourd'hui, c'est que manger excessivement est devenu un fait ou encore un comportement normal et accepté. Là, vous vous dites encore que j'exagère ; alors que c'est un problème bien réel partout dans le monde.

Nous consommons bien plus de nourritures

que nous n'en avons besoin. Hélas ! Les conséquences sont bien présentes : le surpoids, les maladies cardiovasculaires, les maladies virales., la malnutrition, etc... Ici, vous verrez les bienfaits du jeûne de 24 heures et toutes les informations nécessaires pour commencer à le pratiquer maintenant. Je vous détaillerai les secrets d'une vie longue sans maladie parce que de nos jours, il y'a bien trop de morts précoces. Vous connaîtrez les techniques qu'il faut appliquer tous les jours pour maintenir sa santé et prolonger sa vie. En seulement quelques mois, si vous appliquez ces conseils, vous constaterez par vous-même les résultats.

Convenez avec moi que le bien-être physique précède essentiellement le bien-être mental. C'est pourquoi, il sera d'abord traité la question de vivre incroyablement sans maladie (Première partie) et ensuite celle de vivre heureux (Deuxième partie) durant toute votre vie, et cela doit commencer dès cet instant.

PREMIERE PARTIE :
VIVRE SANS MALADIE

Dans cette partie, vous découvrirai tout ce qu'il y'a à savoir sur les secrets de la vie sans maladie. Je vous expliquerai le mécanisme de l'autophagie et enfin comment est-il possible pour vous d'augmenter vos télomères. Ici, je partage juste des informations reçues en apportant parfois ma propre argumentation.

Chapitre 1 : Secrets d'une vie sans maladie

La paresse a un coût et ça, les géants de la restauration rapide l'ont compris. En Afrique, ce problème n'est pas encore très répandu mais ailleurs dans le monde et particulièrement en Europe et en Amérique du nord, c'est un problème réel et quotidien. L'Afrique peut donc corriger cela en évitant de se noyer dans les méandres et les mésaventures des autres. Aujourd'hui, en collaboration directe ou indirecte avec les professionnels de produits alimentaires industrialisés, les big[2] de la restauration rapide se font la part belle du marché. Je ne

---

[2] Tous les fast-food et les chaines de restauration qui ont le même système de fonctionnement.

dirai pas que vous ne le saviez pas car en réalité je sais que vous le savez, ou que vous en avez déjà entendu parler, ces produits sont principalement mauvais pour la santé.

Tout va très vite selon une certaine croyance, car le temps c'est de l'argent, à supposer que le temps existe réellement. Dès lors que vous vous inscrivez dans cette logique, vous ne consacrerez sûrement plus de temps ou de l'importance à ce que vous consommez. Pourtant, si on y prête une attention particulière, on saura que plusieurs aliments offrent une meilleure santé et une longévité à toute épreuve.

Dans ce sens, un sage disait : « on est ce qu'on mange ». Si vous mangez des aliments qui vous permettent de conserver une bonne santé et vous assurent une longévité, alors vous aurez sans nul doute le résultat recherché. Dans le cas contraire, vous ne faite qu'empoisonner votre corps. Je vais vous parler d'un homme récemment décédé, c'était en 2015, ayant vécu en bonne santé pendant cent quatorze ans. Cet homme s'appelle Bernando LaPallo, il était originaire du Brésil et il a fait l'expérience d'une vie sans maladie grâce à l'attention particulière qu'il accordait à la nutrition. Selon lui, il a été inspiré par son père qui était médecin et herboriste, mort à quatre-vingt-dix-huit ans. En suivant les conseils de son père, il a pu vivre pendant plus de cent ans sans aucune maladie ou pathologie pour l'inquiéter.

Monsieur LaPallo, diplômé en art culinaire à la Sorbonne, a révélé dans plusieurs médias et aussi dans son livre[3], les cinq aliments qui lui ont permis d'avoir une santé de fer et d'avoir assuré sa longévité. En dehors de cinq aliments, il faut noter qu'il avait une alimentation équilibrée qui comprenait beaucoup de fruits et légumes, en évitant la viande rouge et les aliments industrialisés. En clair, Monsieur LaPallo n'allait pas dans les fast-food. Les aliments du secret de sa meilleure santé et sa longévité sont : l'ail, le miel, la cannelle, le chocolat noir et l'huile d'olive. Ce qui suit est un résumé non exhaustif des bienfaits des principaux aliments qu'il consommait régulièrement. Vous pouvez effectuer vos propres recherches pour en savoir davantage.

- L'ail est très célèbre pour ses propriétés

---

[3] Age less, Live More.

médicinales depuis des milliers d'années. La forte teneur en allicine fait de l'ail un antibiotique naturel. C'est aussi la substance la plus importante de l'ail et c'est elle qui lui donne son odeur peu agréable. L'ail est un stimulateur puissant d'immunité, il permet de lutter contre le cancer et de détoxifier le foie. C'est un aliment qui a longtemps été utilisé pour faire baisser la tension artérielle et le taux de cholestérol. Des études montrent que ceux qui consomment 2 à 5g d'ail par jour ont moins de cholestérol et de triglycérides sanguins. Pour constater les effets de l'ail et ses avantages, il est conseillé de le manger cru. Vous pouvez ainsi le manger avant ou pendant chaque repas.

- Le chocolat noir est connu pour aider de nombreuses personnes à lutter contre les rides. Il a des propriétés incroyables d'antioxydants comme la catéchine et c'est aussi un stimulateur d'immunité. Quand il est consommé de préférence avec modération, le chocolat noir se révèle très bénéfique pour la santé. Riche en fibres et en magnésium, le chocolat noir permet de faciliter la digestion et améliore la bonne humeur. De plus, il diminue le taux de cholestérol, normalise la tension artérielle, réduit le stress en facilitant la circulation sanguine, aide à maintenir la souplesse des artères... C'est donc un bon allié pour votre santé au regard de ses bienfaits pour le cœur, pour la mémoire, pour la concentration ou encore pour la femme enceinte. Au moins un aliment qui ne soit pas déconseillé ou interdit aux femmes enceintes.

- La cannelle est une très bonne épice pour lutter contre l'âge et améliorer l'immunité, la glycémie et la santé cardiaque. Connue depuis l'antiquité pour ses vertus et ses effets pour l'organisme humain, elle a longtemps été utilisée en cuisine et en médecine traditionnelle. Pour ses bienfaits, elle a principalement des vertus antioxydantes, antibactériennes et anti-inflammatoires. Aussi, riche en fibres alimentaires, elle facilite le transit intestinal et traite d'une façon naturelle le diabète de types 2, c'est pour cela qu'on dit de la cannelle qu'elle est l'insuline du pauvre. Il faut noter que c'est l'une des épices les plus saines au monde. Pour éviter les surdosages avec la cannelle, il est fortement conseillé de limiter sa consommation à deux cuillères à café par jour, car une consommation en forte quantité peut provoquer des effets secondaires. Malgré tous ses effets positifs pour la santé, il faut noter que la cannelle est interdite chez la femme enceinte, contrairement au chocolat noir.

- L'huile d'olive est un autre aliment à forte dose d'antioxydants puissants qui luttent contre le vieillissement des cellules, constituant ainsi une arme contre les cancers. Également bonne pour le cœur, elle permet de diminuer considérablement les risques de maladies cardiovasculaires. Il est recommandé de l'utiliser à froid et non à chaud. Cependant, vous pouvez la chauffer légèrement sans pour autant détruire toutes ses valeurs nutritives.

- Enfin, le miel est un aliment miracle puissant qui a été utilisé durant des milliers d'années pour ses bienfaits anti-inflammatoires, anti-âge et pour une meilleure santé cardiaque. Le miel est aussi un allié beauté que l'on peut utiliser pour les soins de peau, cheveux et du visage.

Je vous invite à approfondir tout cela car mon but n'est pas de faire une description exhaustive des bienfaits de tous ces aliments.

Chapitre 2 : Comprendre l'autophagie

Depuis la nuit des temps, l'être humain a toujours su faire face au manque mais pas à l'excès. Aujourd'hui, ce que nous remarquons c'est que nous sommes de plus en plus emprisonnés dans une envie constante de manger ou de vouloir gouter à tout, ignorant parfois ce qui est bon pour le corps ou nécessaire pour notre santé.

Dans ce chapitre, je vous parlerai d'une pratique aussi vieille que l'existence même de l'humanité, mais dont les bienfaits ont été redécouverts et confirmés par la médecine il y'a seulement quelques années. Ici, vous saurez non seulement le fonctionnement de votre corps, mais aussi ce qu'il faut faire pour qu'il soit toujours en accord avec votre souhait le plus ultime, à savoir le bien-être physique au quotidien.

On a tous cette volonté d'être constamment en bonne santé ; cependant, nos actes et notre comportement nous font voir un résultat contraire. A partir de ce moment précis, je vous invite à savoir dire non à l'excès et dites « oui » à la santé et à la prolongation de votre vie. Décidez cela maintenant et conformez-vous-y, il est certain que vous aurez un meilleur résultat d'ici peu.

Le prix Nobel de médecine 2016 a été attribué au docteur Ohsumi Yoshinori[4], spécialiste en biologie cellulaire. Ce prix lui a été attribué en récompense de ses travaux de

---

[4] Prix Nobel de médecine en 2016 grâce à ses recherches sur l'autophagie.

recherches sur l'autophagie.

Selon les recherches du docteur Ohsumi, l'autophagie est un mécanisme qui joue un rôle fondamental dans le renouvellement des cellules et dans la réaction du corps à la faim et aux infections. En effet, vous devez comprendre que les cellules de votre corps se décomposent constamment et recyclent ensuite leurs propres déchets. En clair, la plupart des tissus du corps effectuent un remplacement régulier de leurs cellules par de nouvelles. Les différents organes du corps ont besoin d'un certain temps pour effectuer un renouvellement complet même si certains tissus ne remplacent jamais leurs cellules.

La question maintenant est de savoir ce que deviennent les cellules mortes du corps ?

Pour répondre à cette question, on utilisera les résultats des recherches du docteur Ohsumi qui a élucidé le processus de dégradation et de recyclage des composants des cellules impliquées dans plusieurs affections tel que le cancer. Je vous invite à lire l'article publié le 3 octobre 2016 par le journal Le Monde sur cette question.

Ce biologiste cellulaire a passé plusieurs années à étudier comment les cellules se débarrassent de leurs déchets. C'est ce processus que l'on appelle autophagie. Etymologiquement, ce mot tire son origine du grec « auto » qui veut dire soi-même et « phagein » qui veut dire manger. En résumé, on peut dire que l'autophagie est une sorte d'auto-alimentation. C'est un processus qui aide à rester en bonne santé car il permet de renouveler constamment les cellules mortes du corps.

Ce processus permet donc de consommer des tissus morts, des virus, des déchets alimentaires et d'autres déchets, car nos cellules possèdent tout comme l'estomac ou l'intestin, des enzymes digestives très spéciales. Tous les déchets sont donc transformés en énergie et en nouvelles cellules pendant le processus de recyclage. Et il faut comprendre que ce processus se déclenche quand on a faim. C'est pourquoi, il est recommandé de se priver de nourriture pour le déclencher. En clair, il faut jeûner selon ses capacités mais en respectant certaines règles. La croissance, la réparation et le maintien de toutes cellules dépendent des acides aminés, le corps peut décomposer diverses structures protéiques pour fabriquer ces acides et les utiliser après pour faire de nouvelles cellules.

On n'aurait certainement pas besoin de protéines animales pour construire de nouvelles cellules parce que malgré la croyance populaire, les végétariens ne souffrent pas d'une quelconque carence protéique. Il faut alors comprendre que dès lors que l'autophagie ne fonctionne pas de façon correcte, vous pouvez facilement souffrir du diabète, de certaines maladies liées à l'âge ou du cancer, ou encore de la maladie de Parkinson. En effet, si le système naturel de recyclage n'est pas fonctionnel, les cellules mortes et les déchets commencent à s'accumuler dans votre corps, et il devient donc difficile de pouvoir neutraliser toutes les cellules cancéreuses, virales ou encore les bactéries dangereuses. Il faut donc éviter que le système naturel de recyclage ne soit pas fonctionnel, parce que quand son fonctionnement est correct, vous êtes naturellement en bonne santé, dans le cas contraire, il peut avoir plusieurs conséquences négatives.

Cela peut ainsi conduire à diverses maladies graves. Je vous ai déjà dit qu'avant sa découverte par le docteur Ohsumi, cette pratique a longtemps été utilisée par ceux qui en avait connaissance dans l'antiquité et ce, jusqu'à maintenant sous différentes formes. Dans ce contexte, je peux vous dire que depuis la nuit des temps, toutes les spiritualité et religion de tous les continents ont enseigné et enseignent encore la pratique et l'importance fondamentale du jeûne et ses bienfaits pour le corps et l'esprit. En effet, le jeûne a toujours été considéré comme un processus de purification du corps. Il faut donc comprendre dans ce propos, qu'en se purifiant, le corps se nettoie complètement de ses impuretés en renouvelant ses cellules. Dès lors, si le corps est pur, il en va de même que l'esprit le soit également, ce qui corrobore « un esprit saint dans un corps saint ».

Le docteur Ohsumi a donc fait la découverte des bienfaits d'une pratique très ancienne. Sa découverte est seulement l'explication et la validation par la médecine des bienfaits du jeûne. Il soutient que l'autophagie devient plus intense lorsque le corps subi un certain stress. Ce stress peut venir du jeûne ou d'une restriction calorique. Quand vous êtes dans l'une de ces situations, les cellules commencent à utiliser tous les déchets pour produire de l'énergie et construire de nouvelles cellules pour remplacer les cellules mortes.

Votre corps se donne ainsi pour mission de travailler davantage pour rétablir la quantité de protéines dont il a besoin, et par la même occasion de se nettoyer lui-même. Lors de ses études, le docteur Ohsumi a utilisé deux méthodes à savoir le jeûne et la restriction calorique[5] pour permettre au corps de pouvoir décomposer les cellules toxiques et à se débarrasser de tous les déchets. Il est ainsi avéré que quand vous jeûnez, vos cellules vivent longtemps et produisent beaucoup plus d'énergie. Il y aura également moins d'inflammation dans votre corps. Si vous choisissez de limiter aussi le nombre de calories que vous consommez, les niveaux de monoxyde d'azote augmenteront

---

[5] Elle consiste en la limitation du nombre de calories que l'on consomme par jour.

dans votre corps. Et c'est ce monoxyde d'azote aussi appelé oxyde nitrique qui aide à détoxifier et à rajeunir le corps.

Si vous souhaitez perdre du poids ou maintenir votre forme actuelle, le jeûne intermittent qui consiste à alterner la privation de nourriture et les repas peut être une solution. Ceci n'est pas exhaustif car il existe plusieurs autres façons ; cependant, cette technique est naturelle, productive et moins coûteuse. Il faudra le faire en l'accompagnant aussi d'une activité sportive quotidienne non nécessairement intense. Tout dépend de vos objectifs. Parce qu'en réalité, si vous souhaitez prendre quelques muscles, je ne vous conseille pas vraiment le jeûne car il faut généralement manger en quantité mais aussi en qualité dans ce cas. Vous pouvez toutefois attendre d'avoir pris les muscles que vous voulez avant de vous lancer dans le jeûne pour maintenir votre forme et avoir une bonne santé quotidienne. Par ailleurs, si vous avez une activité physique importante[6], je ne vous conseille pas le jeûne. Vous pouvez toutefois jeûner si vous estimez pouvoir le faire.

En pratiquant le jeûne, vous verrez que ces bienfaits sont multiples au niveau de votre santé. Il permet de réduire les risques de cancer, les maladies cardiaques, les problèmes neurologiques, les risques de diabète et bien d'autres maladies. Il permet également d'équilibrer le taux de cholestérol dans le corps. Depuis l'antiquité, les anciens pratiquaient le jeûne pour avoir une bonne santé et prolonger la durée de leur vie. Pour

---

[6] Par exemple ceux qui ont un travail qui nécessite beaucoup d'énergie.

eux, cela permettait de déclencher le processus spirituel car le corps faisait son propre nettoyage en se libérant de ses impuretés, permettant ainsi la clairvoyance de l'esprit.

Vous pouvez jeûner de plusieurs manières selon votre convenance. Vu qu'il faut se priver de nourriture pendant un certain temps, si cela vous semble difficile dans les débuts, vous pouvez commencer par d'autres techniques de privation moins exigeantes que le jeûne de 24 heures par exemple.

Pour le jeûne de 24 heures, il vous faudra choisir, selon votre possibilité, deux jours de la semaine, dans lesquels vous n'allez pas manger. Si vous prenez le petit déjeuner entre 7 et 9 heures, il faudra attendre le lendemain pour manger encore à la même heure. Vous pouvez par exemple jeûner le mardi et le vendredi. Il faudra donc manger mardi à 8 heures par exemple et attendre mercredi à 8 heures pour manger. Ce ne sont pas des exemples exhaustifs, vous pouvez le faire comme vous voulez mais en respectant les 24 heures.

Vous pouvez aussi commencer par sauter des repas si le jeûne de 24 heures vous semble difficile dans les débuts, ce qui peut se comprendre du fait que vous soyez néophyte dans cette pratique. De toute façon, il faut bien commencer quelque part, et une technique moins exigeante peut être un bon début pour vous. Vous pouvez donc commencer par sauter un seul repas par jour, mais à condition de ne pas trop manger au prochain repas. En effet, le saut d'un repas suffit pour déclencher le processus de nettoyage du corps. Avec cette pratique, vous pouvez prendre votre premier repas à 7 heures et prendre le second à 21 heures. Vous aurez donc 14 heures à tenir sans manger. Vous pouvez le faire 3 à 4 jours par semaine selon vos possibilités. Si les 14 heures vous semblent longues, faites seulement 8 ou 10 heures d'écart entre chaque repas, à condition toujours d'avoir deux repas par jour, et de ne pas trop manger au second repas. Pendant le jeûne, il est conseillé de boire de l'eau, surtout pour le jeûne de 24 heures, pour éviter la déshydratation. Si vous buvez l'eau du robinet, laissez-le reposer pendant au moins une heure pour que toutes ses molécules se retrouvent et se reconstituent. Vous pouvez aussi boire du jus sans sucre ajouté. Faites-en l'expérience et constatez par vous-même les bienfaits du bon fonctionnement de l'autophagie.

Chapitre 3 : Augmenter ses télomères

Avec les informations reçues jusqu'ici, on peut dire que mourir avant cent ans, peut être considéré comme une mort prématurée car on veut tous vivre longtemps et en bonne santé. Pour ma part, je ne sais pas trop, parce que le jour où la Vie décidera de partir, elle s'en ira et je ne la retiendrai pas quand bien même je serais en bonne santé. Je vais vous parler, dans ce chapitre, des télomères et des actes qui sauvent et prolongent la vie. Mais avant, on verra d'abord un animal très spécial. Cet animal est le rat-taupe nu. C'est un petit rongeur que l'on trouve en Afrique de l'Est principalement en Ethiopie au Kenya et en Somalie. On parlera ici de sa longévité exceptionnelle.

Le rat-taupe nu peut vivre une trentaine d'années en captivité. Les souris, elles, vivent en moyenne quatre ans. Selon le docteur Frédéric Saldmann[7], en comparaison au rat-taupe nu, c'est comme si l'homme vivait six cents ans en bonne santé. Les scientifiques expliquent cette durée de vie exceptionnelle par une immunité du rat-taupe nu contre le cancer, les maladies cardio-vasculaires et la dégénérescence nerveuse. Il a rejeté toutes les formes de tumeur qui lui ont été implantées. Bien sûr c'est un dur à cuire, un animal pas comme les autres car ses capacités de résistance sont hors normes.

---

[7] Le docteur Saldmann a écrit plusieurs livres de santé et bien-être. Vous pouvez lire celui intitulé « Le meilleur médicament, c'est vous ! »

Sa résistance au cancer serait due à deux facteurs. Le premier est sa particularité unique parmi les mammifères de pouvoir régénérer ses neurones du système nerveux central après une lésion axonale, comme le font les poissons et les grenouilles. Le second facteur est l'adaptation génétique du rat-taupe nu à son environnement souterrain. En effet, le rat-taupe nu produit une grande quantité d'acide hyaluronique qui rend sa peau plus élastique et épaisse et lui évite de se blesser lors de ses activités dans les tunnels souterrains. En réalité, ce rat-taupe nu détient la clé de la longévité et de la vie en bonne santé selon le docteur Saldmann. La nature ne fait rien au hasard. Si elle a permis que le rat-taupe nu puisse vivre aussi longtemps, elle permet aussi à l'être humain de vivre longtemps en bonne santé, dès lors qu'il a la connaissance du mécanisme de son corps et fait ce qui est nécessaire pour rester en bonne santé. On ne va sûrement pas vivre six cents ans sans maladie dans un futur proche, mais on peut essayer de dépasser les cent ans. Il suffit juste de le vouloir parce qu'avec la volonté, l'on peut faire beaucoup de choses. D'une certaine manière, il est tout à fait compréhensible qu'une personne ne veuille pas vivre jusqu'à cent ans. Pour ma part, je laisse faire les choses comme je l'ai déjà dit précédemment.

Chez l'être humain, les télomères[8] sont comme des petits manchons, et on les trouve au bout des chromosomes. Plus ils sont

---

[8] Venant du grec telos (fin) et meros (partie), les télomères sont littéralement les extrémités des chromosomes.

longs plus on vit longtemps et en bonne santé. Une étude danoise portant sur près de 65000 personnes suivies pendant sept ans a montré que la réduction de taille des télomères était associée aux facteurs suivants : l'âge, le sexe masculin (la nature a fait grâce au sexe féminin), l'indice de masse corporelle, la pression systolique[9], la consommation de tabac et d'alcool, le temps d'inactivité physique, le taux de cholestérol, les facteurs liés à l'environnement, le stress et bien d'autres facteurs. La bonne nouvelle est qu'on peut rallonger la longueur des télomères.

Il suffit juste d'une activité sportive quotidienne pendant des mois pour augmenter un peu la longueur des

---

[9] C'est la pression artérielle mesurée lors de la contraction du cœur.

télomères, a dit le docteur Saldmann. Il conseille de faire au moins 30 minutes de jogging ou de vélo elliptique par jour sans faire de pause et ce, pendant dix mois. Par ailleurs, il existe d'autres moyens pour augmenter la longueur des télomères. Par exemple, l'activité sexuelle au moins douze fois dans le mois permet d'augmenter la longueur des télomères. Cependant, trop d'activité sexuelle vous fait gaspiller l'énergie. Recherchez donc l'équilibre entre ne pas faire et en faire trop.

C'est peut-être un sujet tabou pour certains, et pourtant il fait partie intégrante de nos besoins quotidiens. Vous allez à la selle tous les jours ou plus basiquement, vous faites caca. Mais vous vous y prenez quasiment tous de la même façon : assis en position royale sur les toilettes. Selon Giulia

Enders[10], spécialisée dans la gastro-entérologie et la microbiologie, cette position n'est pas conseillée pour notre santé. Elle affirme que pour soulager l'intestin, nous n'appliquons pas la bonne manière. Selon son étude, la meilleure position ne serait pas la position assise mais celle accroupie, tout simplement pour une raison anatomique. Parce que dès lors que la digestion a fait son travail, les déchets alimentaires sont stockés sous forme de fèces à la fin du côlon. Mais avant de pouvoir être évacués, ils doivent passer dans une dernière partie qui est le rectum. Or, la jonction entre la fin du côlon et le rectum forme un coude.

En position debout, ce coude forme un angle

---

[10] Auteure du livre Le charme discret de l'intestin.

de plus de 90° qui, avec l'aide des sphincters, empêche les fèces de passer vers l'anus. En position assise, comme sur les toilettes par exemple, cet angle est d'environ 90°, ce qui laisse un peu de place pour que les fèces fassent leur chemin. Néanmoins, la voie n'est pas totalement "ouverte". C'est sûrement pour cette raison que vous êtes tout le temps constipés parce que vous avez du mal à bien faire vos selles, considérant que vous le faites tous en position assise sur les toilettes. C'est uniquement en position accroupie que le coude disparait totalement pour faciliter le passage. La position conseillée et qui s'adapte à notre anatomie est la position accroupie. Donc pour ne plus souffrir de problèmes de constipation comme 35% de la population française et tous les autres constipés de la planète, utilisez un tabouret spécial qui vous permettra une bonne évacuation afin d'éviter d'être tout le temps constipés.

Conclusion première partie

En fin de cette première partie, vous savez maintenant ce qu'il faut faire pour avoir le bien-être physique et également prolonger la durée de votre vie. Toutes les informations contenues dans cette partie sont vérifiables par tout moyen. Je vous invite à les approfondir si vous le souhaitez.

J'ai fait ma part en écrivant ceci, et vous pouvez commencer à l'appliquer dès maintenant, ce que je vous exhorte à faire. Dès aujourd'hui, vous pouvez commencer à changer vos habitudes alimentaires, faire du sport régulièrement, et pratiquer le saut du repas ne serait-ce qu'une à deux fois par semaine. Vous verrez forcément un changement positif d'ici trois à six semaines. Si vous commencez à appliquer ces conseils pour votre bien-être physique, vous verrez fleurir en vous les prémices du bien-être de votre esprit.

DEUXIEME PARTIE : VIVRE HEUREUX

La joie de vivre est souvent la quête de toute une vie pour certaines personnes. Elles traversent la vie sans la vivre pleinement dans son infini possibilité. Dans cette partie, vous aurez la clé pour une vie simple, pleine et accomplie. Pour cela, comprenez que dans tout ce que vous faites, vous en recherchez toujours quelque chose davantage ; devenez de plus en plus conscient en vous élevant au-delà de quelque chose pour dominer cette chose. Vous devez dominer votre nature et non pas chercher à dominer la Nature.

Chapitre 1 : S'élever au-delà du « moi »

On vous a toujours dit que le « moi » était l'expression de la conscience, et que la conscience c'est la faculté qui permet d'avoir la connaissance du monde extérieur et de soi-même. Autrement dit, la conscience est la connaissance de qui suis-je, du mal et du bien. Dans ce contexte, on associe et on confond le plus souvent la conscience et le mental. En effet, certains penseurs et philosophes n'hésitent pas à associer l'œuvre du mental qui est la pensée et la conscience. Ce que je vous demande ici, c'est de vous élever au-delà de votre corps et de votre esprit, là quand vous y serez, vous serez certainement conscient de votre pseudo-conscience. Vous observerez et deviendrez témoin de votre pseudo-conscience. Lorsque vous dites « je », vous caractérisez principalement le moi, qui est le concept clé de la psychanalyse Freudienne. Selon Freud, le moi, le ça et le surmoi constituent les trois expressions de la personnalité. Le moi est sensé être au-dessus des deux pour contrôler le comportement et assurer une certaine conscience chez l'être humain. Pour ma part, le moi ne réussi pas vraiment à l'être humain qui doit en effet s'élever au-delà.

Ce qu'il faut comprendre c'est que le mental est une machine très sophistiquée et très complexe. Je dirais même que c'est l'appareil le plus sophistiqué que la nature n'est jamais créée ; cependant, c'est une machine conçue sans mode d'emploi. Il appartient donc à cette machine de s'auto-éduquer et de découvrir ses pleines capacités par elle-même. Si l'être humain doit s'identifier ou se définir par sa faculté de penser, alors il ne mérite pas la totale qualité d'humain, parce que le mental est le lieu de naissance du mal et du bien, même si dans une certaine mesure, le cœur intervient souvent. Si vous êtes dans le mental, vous serez toujours confrontez à cette dualité. Tout ce que l'Homme a pu concevoir de mal ou de bien depuis la nuit des temps, il l'a fait par son esprit souvent influencé par le cœur, et soit de manière inconsciente ou consciente. Ainsi, qu'il s'agisse de faire la guerre, de créer ou favoriser des crises économiques, de torturer, de manipuler, de ressentir la haine, la rancœur, d'avoir le désir de vengeance et de tuer, de détruire la planète au nom de certains systèmes économiques et plein d'autres choses mauvaises et destructrices, l'être humain a toujours conçu cela quelque part dans son esprit... La question est donc la suivante : comment vous définiriez-vous ?

Alors, allez-vous vous identifier au mental ou encore votre conscience précaire ou bien allez-vous chercher à répondre à la question « qui suis-je donc ? » Quand vous aurez cette réponse, vous pourrez alors vous élever au-delà du présumé moi philosophico-psychologique auquel vous vous êtes identifié pendant trop longtemps. Ne mettez pas en action votre mental pour essayer de répondre à cette question. Ne cherchez pas non plus la réponse, laissez-la venir à vous dans le calme et le silence profond.

Pour commencer, je vais vous narrer une histoire. Il s'agit d'un jeune homme qui vivait quelque part entre l'équateur et le tropique du cancer donc dans l'hémisphère nord, et à gauche du méridien de Greenwich, qui après ses premiers cours de philosophie au lycée, a décidé de concevoir une certaine sagesse. En effet, il ne se sentait pas trop concerné par les enseignements qu'il avait reçu sur la conscience et le moi. Pour lui, il fallait explorer ou chercher à connaître ce que l'on ignore plutôt que de se contenter de ce que l'on sait. C'était un peu prétentieux de sa part, mais il aimait aller au bout de ce qu'il voulait.

Il s'est d'abord dit que si le « moi » connaît le mal et le bien et qu'il peut arriver qu'il fasse soit l'un ou l'autre des deux, alors il n'est pas ce moi. Ensuite, puisqu'il sait qu'il ne sait pas, alors il doit donc chercher à savoir ce qu'il ignore. Rassurez-vous qu'il ne s'agît pas d'un prosélyte d'une quelconque religion. Il a toutefois développé quelque chose de très intéressant qui mérite d'être relatée ici.

Il a en effet, il a d'abord commencé par des réflexions, ensuite le calme dans les réflexions, et enfin le silence profond, là où le moi n'a pas d'accès et de moyens d'expression. Il a développé une sagesse selon laquelle l'être humain, s'il veut se libérer du « moi », doit s'élever au-delà celui-ci. Non pas pour atteindre l'état de surhomme qui s'assimile à la divinisation, ce qui est une possibilité, mais pour ne plus être confronté à toutes les négativités du moi. En clair, il suggère de trouver un juste milieu, le parfait équilibre entre le moi et le surhomme. Vous ne serez pas, certes, un dieu, et vous ne serez pas non plus sujet du moi. Vous deviendrez l'observateur du moi.

Pour lui, si vous souhaitez atteindre le surhomme, c'est une bonne chose et une possibilité. Si vous cherchez un point de départ, alors sachez que vous êtes déjà en chemin soit de façon consciente ou inconsciente ; parce que tout ce que vous faites actuellement, c'est dans le but de vous élever d'une certaine manière. Sans le savoir, je vous dirai que ce que faites actuellement est déjà un bon départ car si vous êtes en train de lire ceci, cela veut dire que votre quête de savoir et de connaissance a commencé depuis très longtemps. Ne cherchez donc pas à partir d'un point parce que vous êtes déjà sur un chemin qui vous permettra d'atteindre la liberté que vous recherchez. Il suffit tout simplement d'être de plus en plus conscient dans tout ce que vous faites pour atteindre ce niveau. Maintenant dites-moi combien de fois avez-vous été conscient de votre respiration depuis la première partie de ce livre ? Peut-être une fois, deux fois ou plus, ou encore aucune fois. Vous comprenez que le plus important est votre présence ici et maintenant dans l'action. En réalité vous vivez en partie de manière inconsciente, passant ainsi à côté de la vie sans même la sentir.

C'est pourquoi, je vous demande de vous élever au-delà du moi sans pour autant définir ce que vous y trouverez parce que définir les choses, revient à les limiter à la définition ou la fonction qu'on leur a attribuée. Quand vous ferez votre propre expérience, alors vous pourriez attribuer une définition à cela sans oublier que définir limite aux possibilités de la définition. Je ne peux donc pas vous dire ce que vous allez trouver en faisant cette expérience. Par ailleurs, ce que je peux vous garantir de trouver au-delà du moi, c'est d'une certaine manière la conscience de la conscience, c'est-à-dire être simplement conscient de ce que l'on est conscient. Ce que vous ignorez actuellement, c'est que vous êtes conscient dans votre mental et à travers celui-ci. Et le danger est que vous ne savez pas que vous ne savez pas.

Dès lors que vous serez conscient de votre conscience, alors vous pourrez observer votre mental dans toutes ses activités. Là, vous serez dans un processus qui vous permettra d'être sensible à la vie, de vous libérer de votre esprit afin de pouvoir vivre en dehors de votre mental. Un sagesse a dit que c'est parce que l'être humain est inconscient dans sa conscience qu'il croit que la source de ses problèmes, de son mal-être ou encore de son bien-être se trouve à l'extérieur ; le jour où il comprendra que tout cela est intérieur, alors il sera libéré de toute cette emprise négative.

C'est cela donc la conscience de la conscience. Savoir que tout ce qui vous entoure est le monde extérieur, et que vous êtes le seul maître pour décider de la façon dont vous souhaitez que tout ceci vous influence ou encore la façon dont vous pourriez influencer tout ceci. Jusqu'ici, je ne vous ai pas encore parlé de la formule abracadabra de comment s'élever au-delà du moi. Et désolé pour vous, mais il n'y a pas de formule magique pour cela. Cependant, si vous êtes arrivés jusqu'à ce paragraphe, cela signifie que quelque part vous êtes en bonne voie. Vous pouvez prendre des résolutions consciencieuses dès cet instant. Ne le faites pas dans la précipitation car tout ce qui est fait de manière précipitée n'a pas souvent une durée de vie longue. Il faut donc savoir que vous allez entrer dans un processus qui durera aussi longtemps que vous le voulez. C'est à vous de décider si vous souhaitez vous élever au-delà du moi. Une fois cela compris, devenez de plus en plus attentif à tout ce qui vous entoure, et décidez de la manière dont vous souhaitez que cela vous influence. Toutefois, la chose la plus importante en ce moment précis est que vous soyez en vie, tout le reste est donc accessoire. Comme le jeune lycéen, vous pouvez commencer par la réflexion, après vous pratiquez le calme dans cette réflexion et enfin silence profond. C'est dans le silence profond que vous entendrez la voix de la conscience s'exprimer au-delà de l'activité de votre moi. Devenez ainsi, de plus en plus attentif à l'expression de votre moi dans toutes ses activités. Là encore, il vous appartiendra de décider de la façon dont vous souhaitez que votre moi s'exprime, car puisque vous serez au-dessus de lui, il fera tout ce que vous lui demanderez de faire.

Quand vous serez à ce niveau, la haine, la rancœur, la colère et tous leurs corollaires seront facilement maîtrisables pour vous ; car s'exprimant tous à travers le moi, alors que vous vous êtes élevé au-delà de celui-ci. Ils n'auront plus de place en vous parce que vous aurez la capacité et le pouvoir de créer constamment et continuellement de meilleurs émotions et sentiments pour votre bien-être quotidien. Là, vivre heureux ne sera plus une quête pour vous, mais deviendra votre vie quotidienne. Sachez enfin que l'inconscience est la dimension inconnue et inexplorée de la conscience ; si vous devenez de plus en plus conscient, vous reculerez cet espace occupée par l'inconscience.

Chapitre 2 : **Devenez sensible à la vie**

Si vous êtes sensible à la vie, vous créerez facilement des liens avec tout ce qui compose le vivant. Une personne sensible perçoit la symbolique des énergies chez tous les êtres vivants et tout ce qui est naturel. Elle se connectera et sera en union avec tout ce qui est autour d'elle. C'est pourquoi vous devez d'abord vous élevez au-delà du moi. L'avantage d'être sensible vous permet de vous connecter à la vie, de voir et de comprendre son incroyable splendeur, et par-dessus tout, accepter son être et se libérer au-delà du temporel et de l'impermanence.

Si vous vous élevez au-delà du moi, il est

clair que d'une certaine manière vous deviendrez naturellement sensible à la vie. Quand vous serez au-delà du moi, vous aurez sûrement la réponse à qui vous êtes réellement, parce qu'une fois là-bas, vous n'êtes pas votre corps et vous n'êtes pas votre mental. Vous êtes-vous tout simplement. Soyez simplement conscient de votre existence à tout moment, et vous ferez naître peu à peu cette sensibilité en vous. Notez que peu importe votre appartenance religieuse ou spirituel, vous pouvez faire cela. Mon but n'est pas de faire l'apologie d'une quelconque religion, d'une spiritualité ou encore d'une pratique. Soyez simplement présent, calme et silencieux. Et vous pouvez l'être en discutant avec quelqu'un, en regardant un film, en conduisant, en mangeant..., et même en dormant. Être sensible à la vie permet d'activer l'essence même de votre nature intrinsèque, c'est-à-dire, la bonté immense et infinie qui sommeille en vous. Peu importe votre situation, vous pouvez faire ce que vous voulez dès lors que cela vous permet d'être en harmonie avec vous et avec le vivant.

Quand vous apprendrez à être sensible à la vie et à en prendre pleinement conscience, vous sentirez votre corps et votre esprit très légers et aussi d'autres capacités que vous aurez développées et acquises. Vous comprendrez que vous êtes lié à tout ce qui vit et dégage de l'énergie, et que tout ce qui vit et dégage de l'énergie est aussi lié à vous. Vous comprendrez également que votre sensibilité à la vie vous permettra de développer une aptitude à gérer vos émotions en ne vous en associant pas. Vous accepterez ainsi toute situation ou toute circonstance en vous élevant au-delà de celle-ci, et en étant maître de la façon dont cette situation vous affectera.

L'acceptation est la situation dans laquelle un fait ou une chose aussi désagréable soit-elle, ne vous laisse pas indifférent mais plutôt vous fait comprendre l'essence et la raison de tout. En réalité, la colère et la haine ne sont pas des personnes qui viennent vous attaquer. C'est vous-même qui les produisez, donc ils naissent et grandissent en vous. C'est donc dans l'acceptation que vous découvrirez la vraie simplicité et ce qui vaut la peine d'être ressenti. Vous aurez la capacité de ne plus vous empoisonner avec l'envie, le chagrin, la rancœur, la haine et tout ce qui peut vous nuire. A eux seuls, ces sentiments constituent les plus dangereux poisons du monde. Plus vous vous en libérez, plus vous vous découvrirez davantage. Pour cela, rappelez-vous que vous n'êtes pas votre corps et vous n'êtes pas votre esprit. Dès lors que vous assimilerez cela et que vous serez sensible à la vie, vous pourrez ensuite vous libérer et vivre une vie pleine et satisfaisante en dehors du mental.

Chapitre 3 : Libérer son esprit et vivre en dehors du mental

Dans ce chapitre, j'ai traité deux questions en même temps car elles sont intimement liées. En effet, dès lors que vous devenez plus conscient, les activités de l'esprit deviennent des sujets d'observation pour vous. Jusqu'ici, vous aviez toujours fait les choses selon les codes de bonne conduite dictés par vos parents, par la religion ou encore par la société, sans parfois chercher à comprendre leur sens ou s'ils correspondent vraiment à ce que vous voulez. Votre mental n'a fait que cumuler toute votre expérience du monde extérieur pour vous faire entrevoir à travers celui-ci, une réalité quasi inexistante. En vérité, toutes vos expériences ont toujours été intérieures quoique leur fait générateur ait été extérieur. Tout ce que vous avez vu, entendu ou touché, vous en avez fait l'expérience au fond de vous. Sachez donc que vous êtes le maître incontesté de tout ce qui se passe en vous. Dès cet instant, je vous invite à ne plus être prisonniers des apparences et des illusions de votre esprit.

Si vous voulez maîtriser votre mental, il vous faudra d'abord maitriser votre corps. Cela se schématise par le fait de maîtriser la matière dans un premier temps pour ensuite maîtriser l'esprit. Pour maîtriser son corps c'est simple, il faut juste avoir une activité physique régulière et consciente. Vous avez tous les bons conseils dans la première partie. Si vous faites déjà le sport régulièrement, je vous recommande d'être de plus en plus conscient pendant votre activité sportive. Visualisez-vous pendant le sport, imprégnez-vous de chaque fraction de moment passé à faire une activité et sentez tout votre corps dans une harmonie et une union avec lui-même. Cette pratique consciente du sport vous permettra d'être plus présent en vous, de maîtriser votre corps et ainsi rechercher la maîtrise de l'esprit. Si vous franchissez cette étape, il va de soi que la prochaine étape qui consiste en la préservation de cet acquis vienne d'elle-même parce que le processus sera déjà engagé et les conditions de sa réalisation étant d'ores et déjà réunies.

Lorsque vous vous serez libéré de votre esprit et que vous aurez la capacité de l'observer dans toutes ses activités, vous serez alors apte à vivre en dehors de lui. Et je rassure une chose : il n'y a pas meilleure vie que cette vie, car c'est en réalité la fin de la souffrance. La fin de la souffrance ne veut dire absence de douleur. Quand vous serez à cette étape, lorsque la douleur viendra à vous, vous l'accepterez et vous vous mettrez au-dessus d'elle sans chercher à modifier quoique ce soit ou sans chercher à résister. En effet, c'est de la résistance que vient la souffrance. Cependant, ne me prenez pas aux mots car vous êtes libres de faire votre propre expérience et d'en tirer les conclusions que vous voulez. Une chose est sûre c'est que le mental est le lieu de tournage de plusieurs scénarios : films d'horreur, films dramatiques, films romantiques, films de fiction…

L'œuvre de l'esprit est capable de beaucoup de choses, le meilleur comme le pire. Pour décider de comment cela doit se produire, il faut que vous soyez de plus en plus conscient. Vous pourriez le faire de façon inconsciente, mais sachez que cela ne durera pas longtemps. Pour que cela dure, vous devez être dans une autre dimension, à savoir vous élever au-delà du moi, être sensible à la vie et vous libérer de votre esprit. Quand vous aurez franchi cette dernière étape alors vous pourrez vivre en dehors de votre mental et lui commander ce que vous voulez qu'il fasse dans ce jeu du processus de la vie.

Le fait de vivre en dehors du mental ne signifie pas que vous ayez deux ou plusieurs vies. En réalité, vous n'avez qu'une seule vie et elle a déjà commencé il y'a sûrement bien longtemps ; dès lors que vous prendrez conscience de cette vie, alors vous la vivrez pleinement. Un sage a dit que si quelqu'un aspire aller au paradis, il faut d'abord lui demander ce que c'est que le paradis. S'il répond que c'est le lieu où il fait bon vivre et que l'on est dans un bien-être perpétuel, cela veut dire que cette personne a certainement fait de sa vie d'ici un enfer.

C'est l'esprit de l'Homme qui a créé le temps, et dans le temps il n'y a que deux vérités que sont le passé et le présent. Quant au futur, il n'est qu'une illusion de l'esprit. La seule vérité absolue est le présent c'est-à-dire le moment pendant lequel vous finissez de lire cette phrase en étant conscient de cela. Quant au passé, c'est le présent qui est conservé dans votre mémoire. Le mental l'utilise souvent et il peut arriver qu'il le fasse sans votre autorisation et parfois en votre défaveur. Si vous devenez de plus en plus conscient, une telle chose ne pourrait se produire en vous.

Le passé et le futur n'existent pas, hier n'a jamais existé et demain ne sera jamais ; le passé étant la mémoire de votre mental, le futur est la convoitise de celui-ci. En vérité, nous sommes tous dans un présent éternel selon Eckhart Tolle[11], car demain sera aujourd'hui et hier a été aujourd'hui. C'est toujours votre esprit qui vous fait croire que demain tout ira mieux qu'aujourd'hui, vous privant ainsi de profiter de cet instant. C'est dans ce contexte qu'un sage a dit que lorsque vous vous levez le matin, faites-en sorte que chaque moment de la journée soit l'accomplissement de bons actes qui seront bénéfiques pour vous et pour la nature.

---

[11] Dans son livre « Le pouvoir du moment présent ».

Quand vous avez compris cela, vous réalisez que vous devez vivre constamment dans le présent et non dans le passé ou le futur. Vivre heureux et être bien au quotidien ne seront plus une quête pour vous parce que vous aurez atteint la pleine capacité de la maîtrise de votre corps et votre mental. Bien évidemment, vous aurez des projets et des ambitions ; cependant, vous les réaliserez dans un état de conscience totale impliquant la faculté de définir ce qui est nécessaire et utile. Dans ce contexte, vous ferez l'évaluation de tous vos actes afin de prévenir les conséquences négatives pour vous, pour les autres et pour la nature.

Vous comprendrez également qu'avoir confiance en quelqu'un sans état de conscience de la conscience, mènera toujours à une déception dès lors qu'une petite faute aura été commise. Le fait d'accorder sa confiance ou d'avoir confiance signifie que vous ayez des attentes bien précises sur la façon dont une personne doit se comporter, faire ou ne pas faire quelque chose, dire ou ne pas dire quelque. La question est donc la suivante : comment voulez-vous qu'une chose se produise à l'intérieur d'une personne alors que cette chose tient sa source de vous ? Ne cherchez pas à contrôler ce qui est extérieur, acceptez-le simplement.

Si vous avez la conscience de la conscience, alors vous ne connaîtrez plus la déception, la haine, la rancœur, la colère et tous leurs corollaires. Vous n'aurez plus de souffrance et de désespoir car l'espoir c'est d'une certaine façon pour les tristes et les désespérés. Quand vous dites « j'espère... »

et que vous êtes dans un état de conscience de la conscience, cela veut dire que vous devez vous attendre à deux possibilités à savoir ce en quoi vous espérez se réalise ou ne se réalise pas. Si cela se réalise alors tant mieux, mais si cela ne se réalise pas, rappelez-vous que vous êtes le seul maître qui décide de comment cela vous influencera.

Si vous avez lu chacune de ces pages jusqu'ici, cela veut dire que vous êtes prêts à faire votre propre expérience. Je vous souhaite la pleine compréhension de ce livre et la pleine réalisation de votre expérience. Pour vivre heureux c'est très simple, il vous suffit juste d'être conscient du fait que vous avez réellement lu cette dernière phrase dans son entièreté, complétez cela par la maîtrise de votre corps et de votre esprit, et vous voilà dans le bien-être absolu. Si vous ne faites pas l'expérience de ceci, vous ne saurez jamais, et sachez que chaque expérience est personnelle. C'est donc à vous de découvrir cette expérience, et si vos dispositions intérieures sont prêtes à accepter cela, vivez pleinement la vie.

Je ne peux terminer ce chapitre sans vous parler du libre arbitre. En effet, lorsque vous aurez accompli les trois étapes, le libre arbitre conscient viendra s'installer naturellement en vous. Un sage a dit que le plus grand don que la nature ait faite à l'humanité est le libre arbitre, il faut donc savoir en faire une utilisation juste et correcte pour être en harmonie avec toute la création.

Si vous croyez que dans certaines

circonstances vous n'avez pas eu le choix, alors je vous dis aujourd'hui qu'on a toujours le choix peu importe ce qui se passe. On entend parfois ceci : je choisis ceci, je n'avais pas le choix ou encore je décide de ne pas choisir. Si vous estimez ne pas avoir fait de choix en disant « je décide de ne pas choisir », alors vous vous trompez car vous avez fait un choix en réalité. Et votre choix est que vous avez choisi de ne pas choisir, et le fait de ne pas avoir le choix est le choix d'écarter la possibilité de choisir. Il est donc important de savoir utiliser son libre arbitre parce que sans lui, tout ce que vous avez lu jusqu'ici ne vaut pas grande chose. Ce que vous êtes, ce que vous faites, ce que vous ne faites pas, mal ou bien, tout cela dépend entièrement de votre unique volonté. Un sage a dit que si au cours de votre vie vous avez été frustré, choqué, ou encore vexé par les propos de quelqu'un, alors vous devez comprendre que d'une certaine manière, la liberté de dire certaines choses ne peut être absolue. Elle doit donc marquer un arrêt là où commence le respect de l'autre, quoique le respect soit un mot un peu vide de sens car tout le monde peut y déverser ses exigences personnelles et subjectives. Cependant, c'est d'abord en se respectant les uns les autres qu'on pourra bâtir une société en paix à travers le monde entier. Dans le respect, il faut le consensus et l'établissement de certaines règles sans considération d'une quelconque supériorité ou infériorité. Viendront ensuite l'Amour, la Compassion et l'Empathie, qui sont les clés du Bonheur Universel.

Conclusion deuxième partie

Si cette seconde partie vous a causé quelques difficultés de compréhension, je vous invite à la relire afin d'en comprendre le sens profond. Je dirais que cette partie s'adresse, non pas de façon raisonnable avec votre mental parfois déraisonné, mais à votre dimension supérieure qui se trouve au-delà et formant l'union et l'équilibre parfait entre le corps et l'esprit. Cette dimension s'active avec toutes les étapes de la deuxième partie. Je vous souhaite ainsi de réussir dans votre expérience et d'atteindre le but que vous recherchez.

Si vous avez cru en tout ce que j'ai dit, vous avez perdu quelque chose ; si au contraire vous n'avez pas cru, vous avez aussi perdu quelque chose. Le plus important n'est pas de croire ou de ne pas croire, vous devez simplement faire votre propre expérience. Cela n'implique aucune pratique religieuse ou spirituelle. Si vous faites une pratique religieuse ou spirituelle, vous vous y identifiez. Soyez calme dans le silence profond qui vous fera entendre la voix de la sagesse. Et si vous commenciez par admettre ceci : je sais que je ne suis rien, je sais que je ne sais rien. C'est un très bon début.

CONCLUSION GENERALE

Au terme de ce partage d'expérience avec vous, j'espère consciencieusement que ce livre sera d'une aide fondamentale dans votre quête de santé et d'élévation. Retenez que si vous voulez être le mal, vous serez le mal ; en revanche, si vous voulez être le bien, vous serez le bien. Si vous faites le bien, vous aurez forcément le bien en retour. Cela ne peut en être autrement.

Je me dis parfois que l'humanité court à sa propre perte, lorsque je vois tout ce que les gens vivent et la façon dont ils le vivent. Il vous appartient, vous qui lisez ce livre en ce moment, de partager ceci quand vous en aurez fait l'expérience. Il faut que le maximum de gens soient informés si nous voulons construire un monde meilleur pour les générations futures. C'est pourquoi vous devez faire cette expérience pour servir d'exemple aux autres. Si on s'y met tous ensemble, j'ai la certitude que d'ici peu, c'est une possibilité, la moitié de la population soit informée de ces conseils et sagesses, pour créer des changements positifs à travers le monde. Tout est donc question de volonté, et la volonté d'un monde meilleur doit être l'affaire de tous les êtres humains quel que soit leur domicile.

Pour que chaque humain regarde un autre humain en ne voyant que sa dimension humaine, sans considération de son origine, de sa culture, de sa religion, ou encore qu'il soit clair ou sombre, il faut indéniablement commencer par se découvrir et s'accepter soi-même. Ainsi, il verra que la dimension humaine transcende toutes les considérations culturelles, religieuses, sociales ou claniques. Le plus important sera donc l'humain en tant qu'entité dotée d'une immense possibilité dans laquelle le respect, l'amour, la compassion et l'empathie règnent en maîtres absolus.

Fin de l'exercice qui se trouve dans la dernière phrase de l'avant-propos : peu importe le temps que vous ayez pris pour lire ce livre en entier, une heure, un jour, une semaine, un mois, une année, notez l'heure de la fin de la lecture et souriez à la vie car vous êtes encore vivant, et il n'y a rien de plus important que cela, considérant que toutes les choses que vous désirez sont dues au fait primordial que vous êtes en vie. Souriez encore…, la vie est belle, il faut la vivre simplement !

Vivre heureux sans maladie

Vivre heureux sans maladie

Vivre heureux sans maladie

© 2019, Ouattara, Founyaféhé
Edition : Books on Demand,
12/14 rond-Point des Champs-Elysées, 75008 Paris
Impression : BoD - Books on Demand, Norderstedt, Allemagne
ISBN : 9782322190430
Dépôt légal : novembre 2019

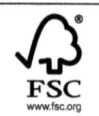